Dedicado

a

Profesionales de la salud

Tapa blanda ISBN: 979-8-9861693-5-4
E-book ISBN: 979-8-9861693-7-8

Ejercicio.
¿Cómo?

(Pensamientos conscientes de un

Entrenador Personal)

Libro 2

Jeff Shammah

Intención de libros:

No es casualidad que estos libros *(por qué* y *Cómo)* están escritos de forma filosófica.

Existen:

Un montón de libros excelentes y bien escritos, con información detallada sobre ejercicios disponibles. Estamos abrumados con la información **(Internet).** Lo que falta son las habilidades basicas para comprender e interpretar.

Los libros:

Sea más simple, **no** más complicado.

Servirá como:

Un ejemplo de que menos es más.

Promoverá:

Calidad sobre cantidad.

Frecuencia y Gravedad

**son la diferencia entre individuos
sanos y no sanos.**

Cuando falta la práctica diaria de hábitos saludables en nuestra vida enfermaremos más **(frecuencia)**, y aumentará el tiempo y la dificultad de recuperación **(gravedad)**.

Cuando mantenemos nuestro cuerpo a través del ejercicio regular y hábitos nutricionales saludables, experimentaremos problemas de salud *menos* frecuentes y *menos* severos.

No, la ausencia de ellas.

Se pueden ayudar las enfermedades agudas y crónicas (después de ser diagnosticadas y tratadas por su médico), y conducir al ejercicio terapéutico y, con suerte, a la recuperación.

El ejercicio no es perfecto, pero nos ayudará a manejar mejor el estrés y la enfermedad.

Dónde a empezar...

Comprender las principales razones para hacer ejercicio:

1. Agradecimiento...

por el **regalo** de la vida y el mantenimiento de ese regalo (mente, cuerpo, espíritu).

2. Función...

mental, física y emotionalmente, en cualquier trabajo o responsabilidad que la vida nos demande.

Razones secundarias:

- luciendo bien
- competencia, etc.

La Imaginación

El desbloqueo y redescubrimiento de la imaginación es clave.

¿Existen realmente nuevos y vanguardistas ejercicios
y rutinas?

o

Son cosas que siempre han estado ahí...
y aún no se han descubierto?

Los niños

están desarrollando activamente su imaginación.

Adultos

dejen de explorar su imaginación.

Responsabilidades, el estrés, la pobreza, los prejuicios, etc., empiezan a tener prioridad.

Que a su vez:

- crea barreras que son difíciles de superar.
- Lo que lleva a la ira y la amargura a medida que envejecemos.

Pero, debido a que vivimos más tiempo y estamos expuestos a los avances tecnológicos, nuestro futuro y nuestra salud solo están limitados por nuestra **Imaginación.**

El miedo al envejecimiento y la muerte a menudo conducen a malas decisiones en la salud y en la vida.

Dado que **la materia** (de lo que estamos hechos) no muere, sino que solo cambia de forma…

Entonces sigue adelante y **vive**, ¡no hay nada que temer!

Conveniencia

no debe asociarse con el crecimiento.

Nada en la vida que valga la pena tener o retener nunca ha llegado convenientemente. Ni la escuela, ni la familia, ni la carrera, ni el hogar, ni las relaciones amorosas sostenidas, y ciertamente tampoco la libertad..

Gratificación Instantánea:

Evitar, **cuando se trata de salud:**

"perder diez libras en diez días" **no** es la respuesta.

Perserverancia:

Debido a que el ejercicio implica incomodidad, es una de las formas más básicas de **perfeccionar** (desarrollar) la habilidad de la perseverancia.

Y la perseverancia es una cualidad necesaria para sobrevivir y prosperar a lo largo de la vida.

{ **En algún momento de la vida,
o en muchos casos, nos enfrentaremos
a la adversidad y la enfermedad.** }

Una mente, cuerpo y espíritu más sanos y bien mantenidos aumentarán las posibilidades de recuperación.

Recuerda:

No hay garantías en la vida, y

"El mañana no se promete a nadie",

pero la euforia **(alta natural)** que viene con estar sano y en forma mejorará *cualquier* número de años que vivas.

¿Cómo?
entonces...

Lo que he encontrado
como entrenador personal en mis 40 años
de enseñanza son:

nociones preconcebidas, percepciones negativas de
la verdad, y la incapacidad de soñar e imaginar.

Por lo tanto, ¡todo el crecimiento y las posibilidades
futuras han disminuido!

Mi humilde consejo para el:

Principiante:

Jóvenes o ejercitador por primera vez.

Intermedio:

De mediana edad o más experimentado.

Avanzado:

Mayor edad o atleta veterano.

Principiante:

Jóvenes o ejercitador por primera vez.

• Tómese el tiempo y **elige con cuidado** quién es su maestro.

• **No se** apresure a través de los conceptos básicos para establecer la fuerza central, la forma adecuada y la alineación.

• **Absténgase** de aumentar su rendimiento (peso, distancia, velocidad, etc.) demasiado rápido.

La creación y el fortalecimiento adecuados de su **fundación** es **primordial** para su capacidad para alcanzar su máximo potencial.

Obviamente nuestro corazón es nuestro músculo (órgano) más importante, pero **la base estructural** humana se encuentra en el centro del cuerpo (núcleo).

Establecer el reconocimiento de los músculos que constituyen el núcleo (músculos abdominales, lumbares y glúteos), y la conexión mental y el uso de ellos, es el primer paso.

Esto es más fácil de lograr mientras estás acostado boca arriba, con las rodillas dobladas y los pies apoyados en el piso. Progresando a posturas tipo tabla que involucran todos los músculos centrales, a partir de entonces.

Absténgase de comenzar con tablones que son más difíciles, y le pedirán demasiado a un practicante novato. Quién inevitablemente usará en exceso su cabeza, cuello, hombros, brazos y dedos, en un intento de compensar la falta de fuerza central.

Estos músculos que se compensan en exceso, que se encuentran alrededor de la cabeza, el cuello y los hombros, ya están **sobrecargados de trabajo** a través del uso excesivo de computadoras, teléfonos y dispositivos tecnológicos.

Acostarse de espaldas es un lugar más fácil y menos estresante para empezar para los principiantes. Estar de pie y sentarse también son posibles para aquellos que no pueden acostarse.

Luego en los tablones, una vez que se haya establecido **el reconocimiento** mental y físico y **el uso** del área central.

Hay muchos tipos para eligir. Apoyarse en las manos y las rodillas es más seguro para los principiantes mayores y débiles. Luego una progresión a tipos más desafiantes (tablones).

El ejercicio general **no** creará una base sólida.

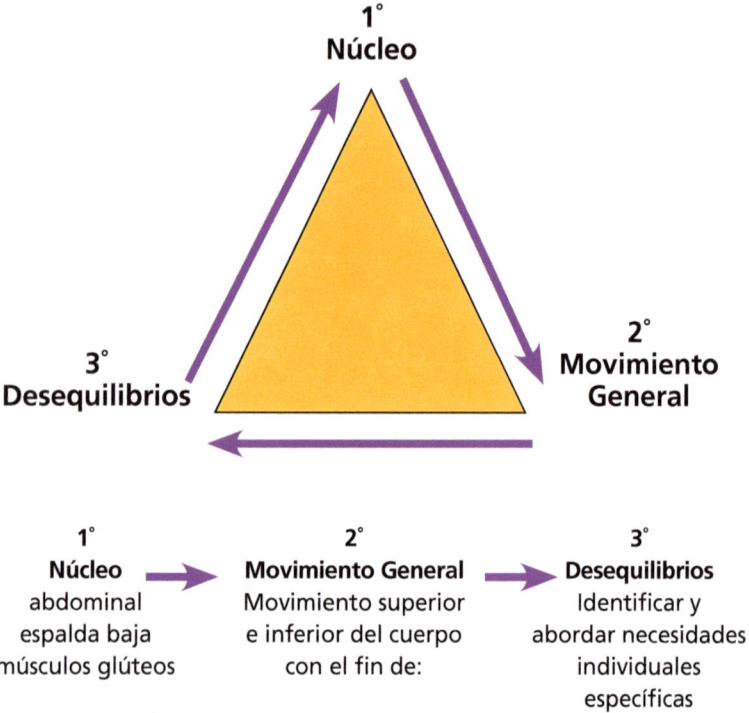

1° **Núcleo** abdominal espalda baja músculos glúteos		2° **Movimiento General** Movimiento superior e inferior del cuerpo con el fin de:		3° **Desequilibrios** Identificar y abordar necesidades individuales específicas

Desequilibrios deben identificarse y abordarse desde el principio, antes de que el practicante exacerbe el desequilibrio a través del ejercicio general.

Tenemos que **dejar** de dar:

"Una talla única para todos"

programas de ejercicios, por conveniencia y gratificación instantánea. Lo que puede conducir a experiencias negativas y al condicionamiento de malos hábitos, que contribuirán a futuros problemas de salud.

Una vez que se ha abordado el uso de los **músculos centrales, la forma** básica, **la alineación** y los **desequilibrios;** uno puede progresar con seguridad a través de **la Intensidad** (qué duro), **la Duración** (cuánto tiempo), y **la Frecuencia** (con qué frecuencia) de cualquier ejercicio dado.

Estos principios se expresan a través
de los 7 componentes de la aptitud física:

fuerza muscular, resistencia muscular, flexibilidad, equilibrio, coordinación, agilidad y **velocidad.**

Todo lo que comprende un programa básico de ejercicios.

Intermedio:

de mediana edad o más experimentado

Cambio,
"la única constante en la vida."

Podemos cooperar con el cambio, o ser arrastrados pataleando y gritando con él.

De cualquier manera, el cambio sucederá.

Es nuestra elección.

Para un profesional intermedio, de mediana edad o más experimentado, es necesario el reconocimiento de la necesidad de cambio, adaptación y flexibilidad.

Los ejercicios y rutinas en nuestro programa para principiantes que reforzaron los conceptos básicos fundamental (núcleo, forma y alineación), necesitarán ajustes.

Debido al aburrimiento, mesetas en progresso, lesiones y enfermedades.

Lo que lleva a la necesidad de variedad, que es más que solo:

"La especia de la vida"

pero un ingrediente necesario para el progreso futuro.

Dado que una talla no sirve para todos, el proceso de prueba y error a medida que armamos nuestra nueva rutina, debería comenzar de nuevo.

Como he dicho anteriormente **(Libro 1)**, debemos esperar y dar la bienvenida al cambio y la diversidad, y la oportunidad que nos brindará de conocer nuestro **nuevo** yo. Aqui es cuando nuestros cuerpos comienzan a ralentizarse y experimentamos una pérdida gradual de equilibrio, coordinación, agilidad, velocidad, flexibilidad, fuerza y resistencia. **Enfatizando** la necesidad de comenzar la práctica de entrenar de manera **más inteligente no** necesariamente **más difícil.**

Esto no es de ninguna manera un copout, o cediendo al proceso de envejecimiento.

¡Pero un **avance!**

Los principiantes necesitan hacer el doble de trabajo, **no** porque sea mejor, pero porque les falta experiencia.

Un practicante más experimentado puede comenzar el proceso de volverse más **eficiente.**

El acto de hacer *más* en *menos* tiempo.

Esto implica el uso de los conocimientos previos adquiridos como principiante, y el conocimiento de uno mismo. Para formar un nuevo programa de ejercicios o rutina que mejor se adapte a USTED.

"Tu prescripción de ejercicio."

Esto también ayudará a preservar sus articulaciones, y a reducir el riesgo de uso excesivo y lesiones por movimiento repetitivo.

Transformación

Transformando

El acto de alcanzar el máximo potencial de uno, que implica la transición de principiante (fundación) a intermedio (prescripción individual), requerirá la necesidad de **equilibrio** y **holísticidad**.

Una búsqueda de toda la vida involucrando prueba y error, ¡que es lo que significa estar **vivo!**

A diferencia de simplemente existir.

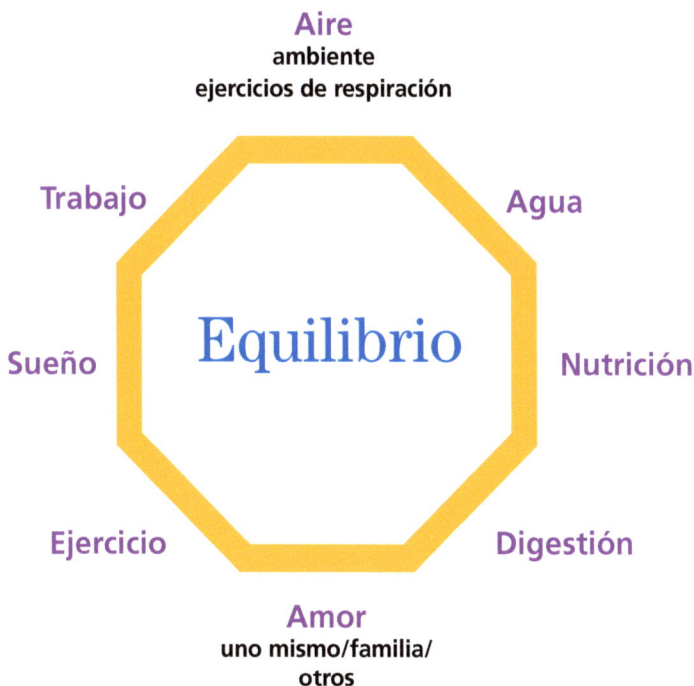

Aire
ambiente
ejercicios de respiración

Trabajo

Agua

Equilibrio

Sueño

Nutrición

Ejercicio

Digestión

Amor
uno mismo/familia/
otros

Holísticidad:

Mejorando la calidad de cada uno, con la prioridad puesta en el área con mayor deficiencia.

Liderando hacia un **ser humano** más **saludable, feliz** y **productivo**.

Avanzado:

Mayor edad o atleta veterano.

1°
Mental & Físico
fundación
núcleo, forma,
alineación
desequilibrios

+

2°
Espiritual
ambiente
ejercicios de respiración
meditación

La mente y el cuerpo **(systema nervioso)** primero deben ejercitarse y equilibrarse. Lo que lleva a una capacidad más relajada y tranquila de los individuos para respirar y meditar **(quietud)**.

La unión de los dos **(yin/yang)** utilizando ejercicios suaves y duros en partes iguales, nos ayudará a lograr la armonía **(equilibrio)**.

> **Las ganancias logradas a medida que envejecemos se encuentran mejorando nuestras debilidades y deficiencias, no en una dependencia y uso excesivo continuos de nuestras fortalezas.**

En este punto, todo lo que has aprendido como principiante y todo lo que has refinado como intermedio, comienza a **fusionarse** en una expresión perfecta del trabajo.

A través de la simplicidad del ejercicio:

trabajamos (movemos y ejercemos fuerza), **sudamos** (liberamos y ventilamos), y **fatigamos** (paramos/quietud).

Esta forma de disciplina que involucra prueba y error, sirve como modelo y base para todos los obstáculos que enfrentaremos en la vida.

Un programa de ejercicios completo y progresivo a lo largo de nuestras vidas:

Mente, Cuerpo y **Espíritu**

Nos ayudará a vivir una vida más amorosa y satisfactoria, en lugar de una más temerosa.

¿Ejemplos Teóricos de Cómo?

Físicamente Exigente
Trabajos de Alta Actividad

**Agricultura/UPS/Fedex/Construcción/
Paisajismo/Bombero/Soldado/Policía
Jardinería, etc.**

} *Ejercicios terapéuticos
aislados (articulación
uníca)* **Entonces**
*acondicionamiento
físico general*

Los trabajadores de alta actividad deben hacer hincapié en ejercicios más pequeños, aislados y terapéuticos. Que fortalecen y refuerzan los músculos alrededor de sus articulaciones. **Que se agotan por las grandes demandas brutas** (compuestas) **repetitivas de sus trabajos.**

• •

Menos Físicamente Activo
Trabajos Sedentarios

**Computadora/Contador/Banquero/
Inversor/Piloto/Tránsito/Diseñador/
Artista/Escritor/Jugador, etc.**

} *Grandes movimientos
compuestos (múltiples
articulaciones), junto con
ejercicios terapéuticos
(síndrome del túnel
carpiano, etc.)*

Los trabajadores menos físicamente activos necesitan hacer hincapié en los grandes movimientos brutos (compuestos). **Con el fin de contrarrestar el estilo de vida limitado, aislado y sedentario**.

Luego, ejercicios terapéuticos para sus cuellos, espaldas, hombros, codos, muñecas y dedos.

Atletas

Profesional/
No Profesional
}
Curación y Recuperación.

Los atletas deberán cambiar su enfoque mental, físico y emocional del ejercicio. La competencia ya no puede tener prioridad. Pero, la **curación** y la **recuperación de las lesiones por sobreentrenamiento y uso excesivo incurridas en la competencia athlética,** serán necesarias para llevar una vida saludable y productiva.

"Una Receta De Salud Individual"

• •

Madre/Padre/Abuelos

Cuidadores
Médico/Enfermera/
Terapeuta/EMS/EMT, etc.
}
Todo lo anterior:
ejercicio general, curación y
recuperación, ejercicio terapéutico

Estos son los **"Superhumanos"** de la sociedad. Tendrán que aprender a dedicar tiempo para **sí mismos**. Con el fin de reponer sus mentes, cuerpos y almas, de todas las **donaciones desinteresadas**.

Estas rutinas de ejercicio deberán ser **cortas** y **precisas**,

"El tiempo es la esencia."

Modalidades de ejercicio (opciones):

Calistenia, Ballet, Danza, Pesas libres, Máquinas, Bandas elásticas, Gymnasia, Yoga, Artes marciales, Natación, Correr, Ciclismo, Remo, Caminar, etc.

¡Todos Funcionan!

No son inherentemente mejores que los demás.

Lo que más importa es la circunstancia y el uso adecuado de cada uno. La orientación de un profesional acreditado para tomar estas decisiones es necesaria y muy importante.

Los ejemplos anteriores son la razón por la que se llama:

Entrenamiento Personal,

no todo el mundo está entrenando.

Palabra General sobre Nutrición

Elegir entre:

Carbohidratos, Grasas y Proteínas

es como elegir entre:

Aire, Agua y Alimentos

El cuerpo humano no puede funcionar correctamente sin *los tres*.

Habla con un nutricionista para que te guíe sobre las diferencias entre:

Carbohidratos: Simple/Complejo
Grasas: Saturadas/Insaturadas
Proteínas: Animal/Planta

Es la calidad y cantidad de cada uno, no la exclusión de ninguno.

Las reacciones alérgicas y **las intolerancias** a ciertos alimentos, son las razones de la restricción o eliminación.

Tenemos que detener nuestra obsesión por las calorías. El consumo calórico es el combustible del cuerpo humano (junto con el oxígeno y el agua).

La eliminación de ellos **no** es el objetivo, sino la cantidad y moderación adecuadas de cada uno.

Tómese el tiempo, conozca y hable con un:

Médico, Nutricionista, Acupuntor, Enfermera, Farmacéutico, Terapeuta, Entrenador Personal, etc.

{ **Todos están especialmente calificados para guiarnos en este viaje.** }

Por lo tanto (Libro 1)

"Lleve el problema adecuado a la persona adecuada."

Agradecimiento

Estimado Lector,

Me doy cuenta de que la ausencia de ejercicios e imágenes específicos puede ser frustrante para algunos. Deseo reiterar que no creo en ninguna "manera correcta" de hacer ejercicio. Pero en cambio, en la búsqueda de los individuos de **sí mismos** y de los suyos:

"Receta de Salud Individual."

En algún momento nos damos cuenta de que cada nuevo programa de ejercicios o tendencia que aparentemente tiene todas las respuestas, es en realidad solo otra pieza de nuestro rompecabezas. Eso sirvió a un propósito en nuestro viaje hacia una mejor comprensión de nosotros mismos y la mejora de nuestra salud. Desafortunadamente, personas de todas los niveles de condición física han sucumbido a enfermedades y dolencias. Enfatizando de nuevo que es la calidad de nuestras vidas no solo la cantidad.

Un sistema inmunitario sano y que funcione correctamente luchará en nuestro nombre contra cualquier forma de lesión, enfermedad o dolencia que ataque a nuestro organismo.

El ejercicio, junto con el consumo adecuado de **Aire, Agua, Alimentos** y **Sueño**, fortalecerá nuestro sistema inmunológico y su capacidad para prevenir, sanar y recuperarse de lesiones, enfermedades y dolencias.

Así que, en cambio, espero animarte a que **hagas preguntas, busques** y **encuentres tu propio camino**. A través del uso adecuado de todos los profesionales de la salud excepcionalmente talentosos que existen. En lugar de solo copiar a mi manera.

Elige sabiamente, escucha, aprende y sé paciente.

Gracias,

Jeff

Continuará...

Créditos

Fotografía

Susie Lang

Diseño

Jeffrey Shammah con Gloria Gregurovich

www.ingramcontent.com/pod-product-compliance
Lightning Source LLC
Chambersburg PA
CBHW040938030426
42335CB00001B/34